DE
LA SANTÉ

MOYENS HYGIÉNIQUES POUR LA CONSERVER

SUIVI D'UN EXPOSÉ COMPLET

DES DANGERS DE L'HUMIDITÉ

ET

DE L'IMPORTANCE DE LA CHALEUR DES PIEDS

POUR LA SANTÉ GÉNÉRALE

PAR P. LACROIX

... la Société des Sciences industrielles, Arts et Belles-Lettres de Paris.

PARIS

CHEZ L'AUTEUR, PASSAGE CHOISEUL, 72

1864

DE LA SANTÉ

PARIS

IMPRIMERIE BALITOUT, QUESTROY ET C

Rue Neuve-des-Bons-Enfants, 3

DE

LA SANTÉ

MOYENS HYGIÉNIQUES POUR LA CONSERVER

SUIVI D'UN EXPOSÉ COMPLET

DES DANGERS DE L'HUMIDITÉ

ET

DE L'IMPORTANCE DE LA CHALEUR DES PIEDS

POUR LA SANTÉ GÉNÉRALE

PAR P. LACROIX

Lauréat de la Société des Sciences industrielles, Arts et Belles-Lettres de Paris.

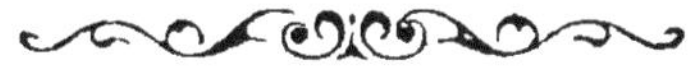

PARIS

CHEZ L'AUTEUR, PASSAGE CHOISEUL, 72

1864

INTRODUCTION

De tous les biens, le plus cher, le plus précieux est sans contredit la santé. Les anciens avaient naturellement apprécié cette vérité. Ils avaient fait de la santé une déesse, fille d'Esculape : les Grecs la nommaient *Hygie*, et les Romains *Salus*. On la représentait sous la figure d'une belle jeune fille, assise sur un trône, tenant d'une main une patère, de l'autre un serpent, et couronnée d'herbes médicinales.

Dans l'état de nature, l'homme pressé par

1.

les besoins de la vie matérielle, se livre à des exercices pénibles qui développent ses facultés physiques et donnent de l'énergie à son caractère. Le sauvage qui erre dans les forêts ou sur les bords glacés des mers du Nord, et qui, obligé de lutter sans cesse contre le froid et la faim, emploie tout son temps et toutes ses ressources pour se procurer sa subsistance par la chasse ou par la pêche, et pour défendre sa vie contre les bêtes féroces qui l'entourent de toutes parts, acquiert ainsi la faculté de résister plus facilement à l'action des influences morbides. Pour lui, les maladies sont plus rares et moins graves, sa vie se prolonge jusqu'à un âge avancé.

La civilisation, au contraire, tout en rendant facile la satisfaction des besoins de chaque jour, a donné l'essor aux passions et créé une foule de désirs factices, source de tourments et de malheurs. Le riche, souvent victime de sa sensualité, trouve dans des mets succulents et flatteurs pour son palais, dans des vins généreux dont il abuse quelquefois, les prédispositions à de terribles maladies ; le pauvre que le chagrin aiguillonne, ignorant le prix de la sobriété, va trop souvent chercher l'oubli de ses peines dans l'abus des spiritueux : cette habitude funeste le conduit bientôt à une dégradation physique et morale dont la souffrance et la misère sont le triste prix !

A celui-là seul donc qui observe les règles d'Hygie, le sentiment de bien-être qui résulte de l'harmonie des fonctions, c'est-à-dire la force, l'énergie du corps, l'activité de l'esprit...

C'est pour celui qui sait apprécier le prix de la santé que nous écrivons ces quelques pages, heureux que nous serons si nos conseils peuvent contribuer à lui assurer ce bien sans lequel tous les autres deviennent inutiles.

DE L'HYGIÈNE

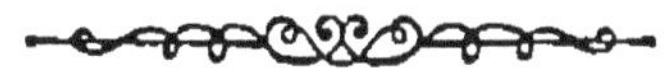

L'Hygiène est la partie de la médecine qui a pour objet de conserver la santé et de prévenir les maladies.

L'homme, dit le docteur Deslandes, est entouré d'une foule de choses, soumis à une multitude d'influences plus ou moins favorables ou nuisibles à sa santé, plus ou moins essentielles à son existence ou menaçantes pour elle. Parmi ces influences, il en est dont il ne saurait se passer, auxquelles il ne pourrait se soustraire sans perdre la vie ; tels sont l'air, les aliments, etc. Il en est d'autres qui, sans être aussi indispensables, sont cependant de la plus grande utilité ; la vie pourrait à la rigueur exister sans elles ;

mais, par leur influence, elle est à la fois plus assurée et plus agréable. Dans cette classe nous trouvons les bains, les vêtements, les soins de propreté, les travaux de l'esprit, les exercices du corps, etc., etc. Certes, il serait possible, à la rigueur, qu'on continuât à vivre, même en bonne santé, malgré la privation plus ou moins complète d'une de ces choses ; mais le plus souveut cette privation exposerait à une foule d'inconvénients et même à des dangers. Enfin, il est des influences qui sont essentiellement nuisibles ou délétères, par les sensations douloureuses qu'elles causent, le désordre qu'elles apportent dans nos fonctions, et les altérations qu'elles font subir à nos organes : tels sont les miasmes, les poisons, les venins, etc. ; tels sont encore les abus que nous pouvons faire de nos facultés et des choses dont l'usage bien réglé n'a pas d'inconvénients, ou même a des avantages plus ou moins notables pour la santé. Toutes ces influences sont du domaine de l'hygiène. Par cette science, on apprend à connaître celles qu'il faut fuir, celles qu'il faut rechercher, comment on détruit les unes, comment on se rend plus favorables les autres, comment on peut se soustraire à l'action de celles-ci, comment on peut profiter des effets avantageux de celles-là. L'hygiène est donc une science toute pratique, une science que tous les hommes ont besoin de connaître, puisqu'ils sont appelés à en faire l'application dans un intérêt qui est le premier de tous, celui de la conservation de la santé et de la vie.

L'hygiène se divise en *hygiène privée* et en *hygiène publique*.

L'*Hygiène privée* détermine dans quelle mesure l'homme qui veut conserver sa santé doit, selon son âge, sa constitution et les circonstances dans lesquelles il se trouve, user des choses qui l'environnent et de ses propres facultés, soit pour ses besoins, soit pour ses plaisirs.

L'*Hygiène publique* s'occupe de tout ce qui concerne la salubrité publique. Elle ne peut nous occuper ici.

On comprend, d'après ce qui précède, le haut intérêt que l'hygiène a inspiré aux nations de tous les âges. Le professeur Rostain a résumé ainsi l'historique de cette science.

Les hommes chargés des destinées des peuples, dit-il, ont dirigé dès le commencement des sociétés, toutes les forces de leur génie vers ce moyen d'améliorer le sort de leurs semblables. Les préceptes de l'hygiène leur parurent d'une si haute importance, qu'ils les érigèrent en lois, et firent même intervenir l'autorité sacrée de la religion pour les faire observer avec rigueur par les peuples ignorants et grossiers qu'ils avaient à gouverner, incapables qu'ils étaient d'en concevoir l'utilité. On trouve, en effet, dans les premières religions, une multitude de préceptes d'hygiène appropriés aux besoins que leurs sectaires pouvaient sentir dans les climats qu'ils habitaient. Les lotions, les ablutions, la circoncision, l'abstinence des viandes, le jeûne, la privation de certains aliments, de certaines boissons, la séquestration des lépreux, la défense d'épouser ses proches pour croiser les races et détruire les maladies héréditaires, etc., sont-ils autre chose que des règles hygiéniques qui furent jugées nécessaires à certaines peuplades d'Orient ? Heureux les peuples assez éclairés pour reconnaître que leur conservation physique dépend de l'observation des vertus ; que la santé et le bonheur des individus sont les premiers bienfaits de la sagesse !

Nous voyons dans l'Inde le dogme de la transmigration des âmes, imaginé pour défendre aux peuples de ces climats l'usage des aliments animaux, regardés comme funestes dans ces pays.

Pythagore transporta en Grèce cette doctrine que suivent longtemps ses nombreux disciples. On pensait avec raison que ce régime modérait les passions et dérobait l'homme à leur fatale influence physique et morale. Chez les Chaldéens et les Égyptiens le *Sanchoniathon* et l'*Hermès trismégiste* attestent que les règles de l'hygiène avaient mérité l'attention des législateurs. On trouve, dans les livres attribués à Moïse, une foule de préceptes relatifs à la faute des peuples. L'excision du prépuce, les lotions, les ablutions, les bains nécessités par l'ardeur d'un climat brûlant, par le défaut de linge, etc. ; la séquestration des lépreux, la prohibition d'une multitude d'animaux, le jeûne, etc., ne sont-ils pas de cette nature ? Les Crétois suivaient des règles pour les vêtements, pour les repas, pour les exercices du corps, enfin pour tout ce qui tient à l'éducation. Chez les anciens Perses, les soins que l'on prenait d'élever les hommes passent toute croyance. On accoutumait les enfants à braver la faim, la soif, les intempéries des saisons, et on les dressait à toutes sortes d'exercices ; l'eau était leur boisson habituelle, et ils n'avaient d'autres aliments que le pain et une espèce de cresson. Si nous jetons nos regards sur la Grèce , nous sommes d'abord frappés par les institutions de Lycurgue. Les femmes, partageant les exercices des hommes jusqu'au moment du mariage, acquéraient une santé robuste qu'elles transmettaient à leurs enfants. Les danses guerrières, les combats corps à corps, les bains dans l'Eurotas, devaient leur procurer une force remarquable. Dès sa naissance, le jeune Spartiate était plongé dans le vin, et bientôt on l'accoutumait à braver la douleur, la faim, la soif, la rigueur des saisons. Les exercices journaliers les plus rudes, les privations les plus longues, les plus cruelles, la plus grande sobriété, les travaux les plus pénibles, faisaient de chaque citoyen un soldat, un héros. A ces exercices succédaient de véritables combats : à dix-huit ans, ils s'accoutumaient entre eux à braver tous les dangers. L'ivresse leur était inconnue, et leur frugalité était poussée au dernier point. Les beaux-arts qui énervent le courage étaient proscrits avec sévérité. Mais la coutume qui fleurit dans la Grèce avec plus d'éclat fut, sans contredit, la gymnastique. Cela devait être ainsi dans un temps où la force physique était si utile dans les combats : elle conduisait alors au pouvoir, à la gloire, à l'immortalité. Hercule, Castor et Pollux, etc., méritèrent des autels. Iphytus, roi d'Élide, institua les jeux olympiques. Plus tard des observateurs, ayant remarqué les excellents effets de la gymnastique pour la conservation ou le rétablissement de la santé, réduisirent en art cette branche de l'hygiène. Des Grecs, la gymnastique passa chez les Romains, mais sous les empereurs elle dégénéra en véritable boucherie. Les anciens firent un usage peut-être immodéré des bains ; Cette habitude dut avoir sur leur santé la plus puissante influence. Les Thermes établis à Rome nous frappent encore d'étonnement et d'admiration, et attestent quel prix ils mettaient à ces pratiques.Les peuples modernes, tels que les Égyptiens, les Indiens, les Turcs, les Russes, les Finlandais, etc., font encore usage des bains à toutes les températures, à la glace, froids, chauds, à l'eau réduite en vapeurs, etc., et ils emploient le massage et autres pratiques accessoires.

Le régime alimentaire n'avait pas moins attiré l'attention des anciens. L'art de préparer les aliments fut porté très-loin chez les Égyptiens et chez les Romains. Les premiers prenaient des vomitifs et des lavements de précaution , et le syrmaïsme fut établi chez les derniers pour favoriser leur gloutonnerie. Les Romains ne faisaient, pour ainsi dire, qu'un repas qu'ils appelaient la *cène*, C'était après s'être livrés à leurs affaires, après les exercices du Champ-de-Mars, après les bains, que ce repas avait lieu. Celui qu'ils prenaient le matin était si léger, qu'il mérite à peine ce nom. L'ordre des mets était d'ailleurs à peu près semblable à celui que l'on suit encore de nos jours.

La partie de l'hygiène qui concerne les vêtements n'était pas moins avancée chez eux. En considérant leurs vastes habillements, peut-on douter qu'ils n'eussent réfléchi sur les dangers que produit la compression des membres et celle des organes contenus dans les diverses cavités du corps?

Avec quelle sollicitude les magistrats ne veillaient-ils pas à la santé publique? L'approvisionnement des villes, la construction des cités, l'établissement des canaux, des aqueducs, des égoûts, le défrichement des terres, le dessèchement des marais, étaient l'objet de toute l'attention des édiles, et avaient donné naissance à d'admirables règlements.

Si nous considérons l'hygiène réduit en art, nous ne pouvons guère la faire remonter au-delà d'Iccus et d'Hérodicus, et même nous ne le trouvons réduit en principes que dans Hippocrate. Plutarque a fait un traité sur l'art de conserver la santé. Aulu-Gelle a donné les conseils les plus sages sur l'allaitement maternel; mais le vaste génie de Galien a singulièrement reculé les bornes de l'hygiène ; c'est à lui qu'appartient la fameuse division suivie jusqu'à ce jour.

Les découvertes faites depuis quelques siècles ont eu sur l'hygiène une certaine influence. L'esprit sévère de Bacon et de Descartes apprit à étudier avec plus d'exactitude les phénomènes physiques ; on renonça dès lors aux vaines théories pour revenir à la nature, dont on n'aurait jamais dû s'écarter. L'air devint un corps dont on put mesurer la pesanteur à l'aide d'un instrument ingénieux, et apprécier ainsi son influence sur l'homme. Le thermomètre, l'hygromètre furent inventés, et l'on conçoit quelle précision on dut porter dans les investigations. Sanctorius découvrit la transpiration. La circulation du sang fut annoncée au monde ; plus tard l'eau fut décomposée, les fluides élastiques découverts, tous les corps de la nature analysés avec justesse, et leur action sur l'homme appréciée avec rigueur ; une ère nouvelle s'ouvrit enfin pour l'hygiène. Alors le professeur Hallé s'empara de toutes ces richesses si péniblement acquises; il travailla pendant toute sa carrière à ériger à la science un des plus beaux monuments qui eût peut-être jamais été créés. Malheureusement pour l'humanité les immenses matériaux qu'il avaient recueillis n'avaient enrichi que sa tête; la mort, qui se joue des projets des hommes, nous a enlevé un ouvrage qui eût fait la gloire de son auteur et de la patrie.

Tous les auteurs n'ont pas établi la même classification en traitant des matières de l'hygiène; mais la division d'Hallé est encore la plus suivie.

D'après elle l'hygiène est divisée en six classes.

La première, comprend l'étude des influences de l'air, des habitations, des eaux, des climats, etc.

La deuxième, celle de l'influence des vêtements, des bains, des frictions, etc.

La troisième, traite des aliments et des boissons.

La quatrième, embrasse les exercices.

La cinquième, est consacrée aux excrétions.

La sixième, s'occupe de l'influence des perceptions sur l'économie animale.

PREMIÈRE CLASSE (CIRCUMFUSA)

De l'air atmosphérique

Corps gazeux formant autour du globe terrestre une enveloppe d'environ 80,000 mètres (20 lieues) d'épaisseur, désignée sous le nom d'*atmosphère*. Il est composé de 20,81 d'oxygène en volume pour 79,19 d'azote. Il contient, en outre, 4 à 8 centièmes d'acide carbonique, suivant les saisons et même suivant l'heure du jour, et une quantité de vapeur d'eau extrêmement variable et souvent considérable. L'*oxygène* de l'air est indispensable à la respiration et à la combustion ; l'*azote*, au contraire, n'est pas respirable et éteint les corps en combustion ; mais réuni à l'oxygène, il constitue l'air atmosphérique, sans lequel aucun être organisé ne pourrait subsister. L'*acide carbonique* est impropre à la respiration, qui le produit et le rejette; mais la *vapeur d'eau*, lorsqu'elle n'est pas en excès, est plutôt utile que nuisible.

Le poids de la colonne d'air qui pèse sur une surface d'un centimètre carré étant de un kilogramme environ, il en résulte que l'homme supporte une pression évaluée à 16,000 kilogram., pression contrebalancée par les fluides élastiques qui existent dans toutes les parties de son corps.

Quand la température de l'air est à 14 degrés de chaleur au thermomètre de Réaumur (17° 50 centigr.), elle ne fait sur nos organes aucune impression (1); l'air n'est ni froid ni chaud. Si la chaleur vient à diminuer, il exerce sur les fibres vivantes une impression pénible, qui est déjà très-forte quand le thermomètre marque zéro, et qui devient violente quand il s'abaisse beaucoup au-dessous. Quand le froid est modéré, la chaleur augmente manifestement dans les divers organes; les fonctions se font avec plus de régularité, les mouvements sont plus forts; mais ils sont moins libres et moins précis; la sensibilité seule est engourdie. L'action de l'air sec et froid n'est fortifiante que pour les personnes qui se

(1) Docteur Andrieux.

nourrissent bien, qui font usage d'aliments substantiels et se vêtent chaudement; car chez les individus mal nourris, mal vêtus, il produit cet état de langueur et de faiblesse que nous observons en hiver chez les indigents. Quand le froid est excessif et que l'on n'est pas suffisamment vêtu, les membres grelottent, les articulations se raidissent, le sang s'arrête dans les vaisseaux sous-cutanés, la peau devient violette et insensible, le mouvement cesse à la circonférence, l'engourdissement devient universel et l'homme meurt. Au contraire, si le calorique libre de l'atmosphère est assez abondant pour que la température soit de plus de 14 degrés Réaumur (17° 50 centigr.), il stimule nos organes, accélère leurs mouvements, et rend l'homme plus irritable et plus sensible. Quand la chaleur et la sécheresse de l'air deviennent excessives, les végétaux se dessèchent, les animaux sont affectés de maladies convulsives et spasmodiques, et la nature languissante ne présente plus que des déserts stériles et inhabitables !

Les expériences de Sylvestre sur les poissons, de Vauquelin sur les limaçons, de Spallan Zani sur un grand nombre d'animaux, démontrent qu'il n'est aucun animal, à l'exception peut-être du crapaud, qui puisse vivre longtemps dans une atmosphère qui ne serait pas renouvelée. La mort, dans ce cas, arrive longtemps avant que l'air soit privé d'oxygène, ce qui fait qu'on l'attribue à la quantité d'acide carbonique formé. Pour que l'air soit encore respirable, il faut qu'il contienne au moins un dixième d'oxygène, et au plus un sixième d'acide carbonique.

L'histoire de la guerre des Anglais dans l'Indoustan nous démontre les effets effrayants de l'air altéré par la respiration d'un grand nombre de personnes.

Cent quarante-six hommes renfermés dans une chambre de vingt pieds carrés, qui n'avait d'autres ouvertures que deux petites fenêtres donnant sur une galerie, éprouvèrent d'abord une sueur abondante et continuelle, et une soif insupportable; à cette soif succédèrent de grandes douleurs de poitrine, et une difficulté de respirer approchant de la suffocation. Ils essayèrent divers moyens pour être moins à l'étroit et se procurer de l'air ; ils ôtèrent leurs habits, agitèrent l'air avec leurs chapeaux, et prirent enfin le parti de se mettre à genoux tous ensemble et de se relever simultanément au bout de quelques instants.

Ils eurent recours, trois fois en une heure, à cet expédient, et chaque fois, plusieurs d'entre eux, manquant de forces, tombèrent et furent foulés aux pieds par leurs compagnons. Ils demandèrent de l'eau ; on leur en donna ; mais se disputant pour s'en procurer, les plus faibles furent renversés et périrent bientôt.

L'eau n'apaisa pas la soif de ceux qui purent en boire, et encore moins leurs autres souffrances. Ils étaient tous dévorés d'une fièvre qui redoublait à chaque instant. Avant minuit, c'est-à-dire durant la quatrième heure de leur réclusion, les malheureux qui restaient en vie tombaient dans une stupidité léthargique ou dans un affreux délire. A deux heures du matin, il n'y en avait plus que cinquante vivants; mais ce nombre était encore trop grand pour que tous pussent recevoir de l'air frais... Bientôt on ouvrit la prison. De cent quarante-six hommes qui y étaient entrés, il n'en sortit que vingt-trois vivants. Ils étaient dans le plus déplorable état, portant peinte dans tous leurs traits la mort à laquelle ils venaient d'échapper !

DEUXIÈME CLASSE (APPLICATA)

Des Vêtements

Ce qui sert à se vêtir, à couvrir le corps. Les vêtements sont essentiellement tirés des végétaux et des animaux. Le chanvre, le lin, sont abondamment fournis par les premiers, et donnent les habillements les plus légers, les moins chauds. A l'égard des seconds, leurs peaux, leurs poils, leur soie, donnent les vêtements les plus chauds en général, mais aussi les plus pesants. Cependant quelques sauvages, après avoir mis en hiver les poils des animaux immédiatement sur leur corps, ne changent pas pour cela d'habits pendant l'été, ils ne font que les retourner de l'autre côté.

« Les vêtements doivent être adaptés aux saisons, aux pays, aux âges, aux tempéraments. Les vêtements de laine ou de soie, étant mauvais conducteurs du calorique, retiennent mieux la chaleur du corps; ils conviennent pour ce motif aux pays froids et aux saisons froides. Les vêtements de lin, de chanvre, de coton, sont frais parce qu'étant bons conducteurs du calorique ils le laissent passer librement du corps à l'air; ils conviennent aux pays chauds et aux saisons chaudes. Dans la jeunesse il est bon que les vêtements soient légers afin d'accoutumer les enfants aux vicissitudes du froid et du chaud; d'ailleurs, les vêtements chauds et pesants auraient, à cet âge, l'inconvénient de provoquer d'abondantes transpirations, de disposer aux congestions cérébrales, etc. Dans l'âge avancé, au contraire, il est utile de porter des vêtemeets chauds, afin de favoriser la transpiration, de ramener la chaleur à la périphérie, et de ralentir les progrès de la concentration qui caractérise la vieillesse.

» Les habits de soie, de peau, de poils, étant *idivélectriques*, retiennent l'électricité animale dans le corps, et conviennent, pour ce motif, aux constitutions humides; les habits de laine, de toile, de coton, étant *anélectriques*, excitent l'électricité par les frottements auxquels ils donnent lieu; ils conviennent aux constitutions sèches, parce qu'ils empêchent le fluide électrique de s'accumuler dans le corps. Les habits de laine s'imbibent facilement de la sueur et préviennent les refroidissements subits; mais aussi ils retiennent les miasmes qui peuvent nuire à la peau et y faire naître des gales, des dartres, etc.; pour éviter cet inconvénient il en faut changer fréquemment. — Les étoffes blanches, étant les plus propres à réfléchir le calorique et le transmettant moins facilement, semblent être les plus convenables pour toutes les saisons et pour tous les climats; en été et dans les pays chauds, elles garantissent de la chaleur; en hiver et dans les pays froids, elles conservent la chaleur naturelle du corps. »

Relativement à la forme des vêtements, nous disons que les *ceintures* doivent être larges et modérément serrées; les *chemises*, en toile, et peu serrées au poignet et au cou; les chapeaux légers, assez larges; ceux de paille sont excellents l'été; les *cravattes* surtout ne doivent point gêner les mouvements du larynx; en un mot, tout vêtement appliqué sur le corps (*culottes, bretelles, jarretières, maillots, corsets*) ne doit exercer aucune constriction.

Des Bains

Les bains sont d'une utilité incontestable

pour l'entretien de la santé, mais il importe d'établir quelques divisions à cet égard.

Sous le rapport de la température, on distingue les bains *froids*, *tempérés*, *chauds*. On entend par bain *froid* le bain pris à la température des rivières pendant l'été, c'est-à-dire de 12° à 18° centigrades. Il est frais de 18° à 25° centigrades. Ces bains agissent comme *toniques*, par la réaction qui en résulte. On les prend ordinairement en plein air, dans une eau courante. Les bains *de mer* se distinguent par leur action excitante et tonique, dont l'énergie tient aux principes salins qui s'y trouvent en dissolution, ainsi qu'à la percussion produite par le choc continuel des lames, et à la plus grande densité de l'eau. Les *bains froids*, utiles dans une foule de maladies nerveuses et inflammatoires, sont contraires aux pléthoriques, aux personnes qui toussent, aux asthmatiques et aux vieillards. Le bain *chaud*, *tiède* ou *tempéré*, dont la température varie de 28° à 35° centigrades, est celui qu'on prend surtout comme moyen d'hygiène. Il augmente la transpiration et délasse mieux que le bain froid. Il convient particulièrement aux tempéraments secs, irritables; aux vieillards, aux enfants, aux femmes. La propriété calmante des bains chauds est précieuse dans les maladies inflammatoires et douloureuses.

Les Orientaux font un usage quotidien des bains; ils leur sont prescrits par la religion. Les anciens, les Romains surtout, avaient un grand nombre de bains publics et gratuits; les empereurs en bâtirent de splendides, pour capter la faveur populaire.

Parmi les moyens d'hygiène qui se rattachent à l'action des bains, nous citerons les *frictions*, si précieuses pour favoriser la transpiration, et le *massage* dont nous allons parler.

On donne le nom de *massage* à l'action de presser, de pétrir, pour ainsi dire, avec les mains, toutes les parties musculaires du corps surtout au sortir d'un bain. Voici comment se pratique cette opération : « Un des serviteurs du bain vous étend sur une planche et vous arrose d'eau chaude; ensuite il vous presse tout le corps avec un art admirable, il fait craquer les jointures de tous les doigts, et même de tous les membres; il vous retourne et vous étend sur le ventre; il s'agenouille sur vos reins, vous saisit par les épaules, fait craquer l'épine du dos en agitant toutes les vertèbres, donne de grands coups sur les parties les plus charnues et les plus musculeuses ; puis il revêt un gant de crin, et vous frotte tout le corps, au point de se mettre lui-même en sueur; il lime avec une pierre ponce la peau épaisse et dure des pieds; il vous oint de savon; enfin il vous rase et vous épile. »

Cette opération a pour effet de donner aux membres de la souplesse et d'exciter la vitalité de la peau et des tissus sous-jacents; elle peut être d'un usage fort utile contre les douleurs et les rhumatismes.

Des Cosmétiques

Ce mot désigne à la fois les diverses préparations destinées à conserver ou à accroître la beauté, et l'art qui enseigne à conserver la beauté et faire disparaître ou diminuer les défauts du corps.

Il y en a cinq espèces, dit M. de Vailly : 1° ceux où il entre des substances minérales, *ils sont souvent vénéneux ;* 2° ceux qui contiennent des substances alumineuses et calcaires : *ils bouchent les pores de la peau et la durcissent;* 3° Certaines poudres végétales dont l'*action est corrosive;* 4° enfin, les pommades de concombre, de cacao, les eaux de rose, de plantain, etc., qui sont *innocentes* et peuvent même donner à la peau quelque souplesse; quant à la cinquième espèce, elle est des plus précieuses car elle blanchit réellement la peau, enlève les rides et les taches de rousseur, en un mot, rajeunit et embellit; seulement on ne l'a pas encore trouvée.

TROISIÈME CLASSE (INGESTA).

Des Aliments

Toutes les matières qui peuvent s'assimiler à nos organes et se convertir en notre propre substance sont appelées *aliments*. C'est exclusivement dans le règne végétal et animal que sont choisis les substances alimentaires qui influent tant sur notre santé.

Les aliments qui nourrissent le plus sous le moindre volume doivent être préférés par les sujets qui se livrent à des travaux fatigants. Les aliments considérés comme *rafraîchissants* sont ceux qui « par l'abondance de leur eau de végétation et par leur acidité plus ou moins prononcée, calment la soif et tempèrent la chaleur animale : tels sont les fruits rouges, les cerises, les groseilles, les framboises, les oranges, les citrons, les melons, l'oseille, les salades, etc. Les aliments *excitants* ou *échauffants* sont ceux qui stimulent les tissus organiques ; ils doivent en partie cette propriété aux condiments, tels que le poivre, le sel, le girofle, le gingembre, la cannelle, le laurier, le thym, l'ail, etc. Les aliments *toniques* excitent lentement les tissus et leur communiquent une force durable; tels sont principalement le pain, les grosses viandes et le gibier ; ce sont, en général, ceux qui contiennent le plus de *fibrine*, comme la chair musculaire du bœuf, du mouton, etc.; de *gélatine*, comme les os, les membranes, la chair musculaire des jeunes animaux; d'*albumine* (cerveau, foie, œufs, huîtres, etc.), d'*osmazône* (bouillon et viandes rôties), de *gluten* (pain et fécules) ; enfin les aliments *mixtes* (poissons), formés de proportions à peu près égales de fibrine, de gélatine et d'albumine. » Malgré leur extrême variété, tous les aliments se composent chimiquement des mêmes éléments : oxygène, hydrogène, azote et carbone; mais leur vertu nutritive est en proportion de la quantité d'azote qu'ils contiennent.

Des Boissons

Toute substance liquide introduite dans l'éco-omie dans le but de nourrir est appelée boisson.

La quantité d'eau que nous ingérons avec nos aliments solides est déjà considérable, et pourtant elle ne suffit pas à maintenir et renouveler journellement la proportion de liquides nécessaire à l'entretien de la vie (70 sur 100). L'eau seule, dit le docteur Focillon, constitue la boisson des animaux; l'homme et les animaux domestiques y ajoutent d'autres liquides dont nous dirons un mot plus loin. Quant à l'*eau* elle-même, on ne saurait oublier qu'elle ne se trouve pas dans la nat re à l'état de pureté parfaite (oxygène et hydrogène) ; qu'au contraire l'eau pluviale, la plus pure des eaux douces naturelles, contient aussi une certaine proportion de matières étrangères, minérales pour la plupart (carbonates alcalins, sulfates, chlorures, etc.), qui, avec beaucoup d'autres, entrent dans la composition des parties solides et liquides de l'organisme; il est bien évident que, d'après sa nature complexe, l'eau joue dans l'économie un rôle important et qu'elle favorise, par l'entremise des substances salines ou organiques qu'elle contient, le développement de l'être organisé à la manière d'engrais ou d'aliments; voilà pourquoi la privation de boissons aqueuses est suivie, au bout de peu de temps, d'une série de phénomènes d'une gravité telle que la mort en serait la conséquence, si ce besoin impérieux n'était pas satisfait. La quantité d'eau introduite en boisson dans le cœur de l'homme ou des animaux, dans un temps donné, varie suivant une foule de circonstances, d'âge, de sexe, de tempérament, d'habitude; on ne peut rien établir de général à cet égard, la nature des aliments ayant aussi une grande influence sur le plus ou moins grand besoin de boissons. Mais indépendamment de l'eau, au moyen de laquelle les animaux remplacent incessamment les parties liquides expulsées par les différentes voies excrétoires et compensent les pertes que fait le sang pendant son trajet, l'homme ingère encore d'autres boissons;

ce sont d'abord le vin, la bière, le cidre, et les autres liquides fermentés, et en première ligne la base de tous, l'*alcool* qui prend le nom d'*eau-de-vie* lorsqu'il contient seulement $\frac{50}{100}$ à $\frac{55}{100}$ d'alcool, seule forme sous laquelle il peut devenir potable. Ces boissons ont pour effet de faire pénétrer dans l'organisme des *substances amylacées* ou *saccharoïdes*, et constituent par là de véritables *aliments non azotés*, c'est-à-dire *respiratoires*, suivant l'expression de *Liebig*. D'autres boissons, telles que le *thé*, le *café*, le *chocolat*, etc., renferment, au contraire, des matières *albuminoïdes* ou azotées, et rentrent dans la classe des *aliments plastiques* du même auteur. De sorte que ces liquides, bien que contenant une forte proportion d'eau, sont compris dans la catégorie des aliments.

QUATRIÈME CLASSE (GESTA)

Des Exercices

Tout le monde comprend les avantages des monvements actifs, c'est-à-dire de la marche, de la course, du saut, de l'équitation, de la natation, de la chasse, de la danse, etc. Nous parlerons donc ici seulement de l'importance de la gymnastique au point de vue de l'hygiène.

La gymnastique, dit le docteur B. Lunel (1), est l'art d'exercer le corps pour le fortifier. L'éducation ne consiste pas seulement dans l'application des principes établis pour former le cœur et l'esprit, elle embrasse encore tout ce qui est propre à développer les forces physiques, en donnant aux corps de la grâce et de la souplesse dans les mouvements. Or, pour atteindre ce but, rien n'est plus utile que les exercices gymnastiques. Les anciens étaient si persuadés de leur nécessité, qu'ils les regardaient comme la partie la plus essentielle de l'éducation. Dans les républiques les plus florissantes, on avait institué des jeux publics : la course, le ceste et le pugilat, où le corps, en se développant, s'habituait aux privations et aux plus rudes fatigues. Ce fut par ces exercices variés que les Lacédémoniens acquirent cette vigueur et cette agilité qui les rendaient la terreur de leurs voisins; ce fut à ces exercices qu'ils durent tant de fois la victoire.

(1) *Dictionnaire universel de médecine.*

Chez les Grecs, chez les Romains et chez les Gaulois, les enfants, dans les écoles, publiques étaient forcés de consacrer plusieurs heures à des exercices violents et souvent périlleux. Aussi voyait-on rarement parmi eux des enfants au teint pâle et blême, aux membres frêles et délicats, des êtres contrefaits, rachitiques ou maladifs, si communs de nos jours. C'étaient généralement des hommes grands, robustes, infatigables, et non moins remarquables par les belles proportions de leurs corps, pleins de grâce et de souplesse. Ils ont perdu insensiblement ces divers avantages, à mesure qu'ils ont abandonné ces exercices corporels. Sans aller chercher des preuves si loin. examinons les enfants des villes et ceux des campagnes. La différence entre eux pour la force du corps n'est-elle pas sensible? D'où vient-elle? évidemment de la même cause.

Les avantages physiques ne sont pas les seuls que procure la gymnastique; elle agit aussi sur le moral, car personne ne peut contester l'influence du corps sur l'esprit. Ces deux parties sont tellement unies, que tout leur est, pour ainsi dire, commun; l'âme, enfermée dans un corps mou et souffreteux, peut-elle conserver toute sa vigueur? Aussi, la nécessité de la gymnastique, si longtemps négligée, est appréciée de plus en plus. L'Académie des sciences en a si bien compris l'utilité, qu'elle a accordé une récompense de 3,000 fr. au colonel Amoros, fondateur du gymnase national. Bientôt chaque caserne a voulu avoir le sien. Cet exemple a été suivi par un grand nombre d'établissements consacrés à l'éducation de la jeunesse. C'est à cet âge surtout que les exercices gymnastiques sont utiles, nous disons même indispensables, pourvu qu'ils soient proportionnés à l'âge et aux forces respectives des enfants, et présidé par un maître prudent et possédant les connaissances nécessaires.

CINQUIÈME CLASSE (EXCRÉTA)

Parmi les matières diverses excrétées du corps animal, on remarque principalement les crachats, les excréments, l'urine et la transpiration. Nous parlerons seulement de cette exhalation cutanée dont la répercussion est la cause de tant de maladies.

Les pores de la peau laissent constamment échapper une humeur aqueuse, vaporisée par l'air ou absorbée par les vêtements : c'est la transpiration.

La *transpiration* est une exhalation composée de substances qui n'ont pu servir à la nutrition, qui s'opère constamment à la surface de la peau, à l'état de fluide aériforme ou de vapeur. Cette fonction paraît avoir deux usages principaux : 1° de dissiper le véhicule désormais superflu qui a servi à dissoudre les parties alimentaires pour les porter dans la circulation ; 2° d'abaisser la température du corps en sueur, et d'éviter tout refroidissement ; il vaudrait mieux se livrer de nouveeu à l'exercice plutôt que de laisser se supprimer la transpiration.

SIXIÈME CLASSE (PERCEPTA)

On appelle *perception* « l'acte par lequel l'âme prend connaissance des objets extérieurs, ainsi que la faculté par laquelle s'exécute cet acte. Les philosophes s'accordent à reconnaître qne la perception exige trois conditions préalables : 1° impression faite sur l'un des organes des sens ; 2° transmission de cette impression à un organe central où paraît résider l'être sentant, au *sensorium commune*, qui est le cerveau ; 3° sensation éprouvée et remarquée ; mais ils ne s'accordent pas sur la manière dont se produit la connaissance à la suite de la sensation. »

Pour comprendre psychologiquement les perceptions, il nous faut aborder un sujet bien sérieux, l'âme, principe de la vie chez l'homme :

Chez les anciens et même chez les philosophes du moyen âge, dit Benj. Barbé, le mot âme avait une signification plus étendue et plus conforme à son étymologie que chez la plupart des philosophes modernes. Au lieu de désigner seulement la substance du *moi* humain, il s'appliquait sans distinction à tout ce qui constitue, dans les corps organisés, le principe de la vie et du mouvement. C'est dans ce sens qu'il faut entendre la célèbre définition d'Aristote : « L'âme est la première *entéléchie* d'un corps naturel, organisé, ayant la vie en puissance, la force par laquelle la vie se développe et se manifeste réellement dans les corps destinés à la recevoir. » C'est en partant de cette idée qu'on a distingué tantôt trois, tantôt cinq espèces d'âmes, à chacune desquelles on assignait un centre, un siége, et des destinées à part. Selon Platon, l'*âme raisonnable* est placée dans la tête et peut seule prétendre à l'immortalité ; l'*âme irascible*, principe d'activité et de mouvement, réside dans le cœur ; enfin l'*âme appétitive*, source des passions grossières et des instincts physiques, est enchaînée à la partie inférieure du corps et meurt avec les organes. Au lieu de trois âmes, Aristote en admet cinq : l'*âme nutritive*, qui préside à la nutrition et à la reproduction, soit des animaux, soit des plantes ; l'*âme sensitive*, principe de la sensation et des sens ; l'*âme motrice*, principe du mouvement et de la locomotion ; l'*âme appétitive*, source du désir, de la volonté et de l'énergie morale ; et enfin l'*âme rationnelle* ou *raisonnable*. Les philosophes scolastiques les ont de nouveau réduites au nombre de trois : l'*âme végétative*, l'*âme sensitive* et l'*âme raisonnable*. L'âme ainsi considérée serait donc plus exactement définie le *principe de la vie dans tous les êtres vivants*, A ce point de vue, non seulement les animaux, mais aussi les plantes et même les minéraux, ont des âmes ; seulement ces âmes diffèrent entre elles, sinon dans leur essence, du moins dans leurs attributs. Peut-être cédant à une analogie pleine de hardiesse, devons-nous attribuer une âme, une vie et une destinée aux globes divers qui roulent dans l'espace infini des cieux.

Les questions de la *nature* et du *siége* de l'âme ont donné lieu à de grands débats parmi les physiologistes et les philosophes. La première de ces questions n'en est pas une ; le principe qui nous donne le mouvement et le sentiment ne peut être qu'une substance active, spirituelle et distinguée de la matière. Descartes a prétendu que le siége de l'âme était dans la glande pinéale ; de la Peyronie a cru prouver qu'elle résidait dans le corps calleux ; quelques-uns la placent dans le cervelet ; d'autres la croient répandue dans toutes les parties du corps ; cette dernière idée convient mieux à un esprit qu'on ne peut supposer borné daus un espace sans cesser de le croire esprit.

On distingue des *perceptions originelles* ou *primitives ;* ce sont celles, dit Bouillet, qui sont particulièrement attachées par la nature à chacun de nos sens, celles, par exemple, de la couleur pour l'œil, du son pour l'ouïe, etc., et des *perceptions acquises* ou *artificielles*, ce sont celles qui sont transportées d'un sens à un autre, comme quand nous jugeons de la distance par la vue ou par l'ouïe, au lieu d'en juger par le toucher seul. De bonne heure, en effet, l'expérience nous apprend à joindre aux perceptions propres d'un sens celles d'un autre en nous montrant certaines propriétés si régulièrement associées que l'une devient le signe de l'autre.

DES DANGERS DE L'HUMIDITÉ

ET DE

L'IMPORTANCE DE LA CHALEUR DES PIEDS

POUR LA SANTÉ GÉNÉRALE

Chez l'homme, la température moyenne est de 31 degrés centigrades; elle est due aux phénomènes chimiques déterminés dans l'organisme par l'oxygène qu'y entraînent la respiration et la circulation du sang. Il faut reconnaître aussi que l'influence exercée par le système nerveux sur la circulation joue un rôle assez important dans la production de la chaleur animale.

C'est par des sensations plus ou moins agréables, dit le docteur Foy, plus ou moins douloureuses (*chaud* et *froid*), que la nature avertit l'homme du passage du calorique à travers ses parties. L'éducation, l'industrie, ont fait le reste, soit pour mettre l'organisation dans le cas de lutter avec avantage contre le froid ou le chaud excessif provenant de l'atmosphère ou des corps qui y sont répandus, soit pour modérer ou activer les causes de refroidissement ou de chaleur inhérents à notre économie.

Il y a sensation de froid dans une partie de nos organes toutes les fois que cette même partie est en contact avec un corps doué d'une température inférieure à la sienne, ou toutes les fois que les sources de la chaleur animale sont moins actives ; c'est ce qui a lieu dans le frisson fébrile ou dans les refroidissements partiels occasionnés par certaines maladies,

Il y a sensation de chaleur toutes les fois que nos organes touchent des corps dont la température est supérieure à la nôtre, ou bien toutes les fois que la température de nos tissus tend à s'élever. Cette tendance vient ou de l'homme lui-même ou des choses qui l'environnent; de l'homme, quand le calorique est créé en excès par le jeu trop actif de sès organes, par les décompositions et recompositions qui s'y opèrent ; des choses, quand celles-ci ont une température très-élevée, ou qu'elles ne nous en enlèvent qu'une très-faible quantité. Cette dernière proposition nous amène à dire pourquoi, dans les saisons les plus chaudes, où la température atmosphérique égale celle de nos corps, nous accusons une chaleur excessive, quoique cette chaleur soit inférieure à la nôtre. Cela tient à ce que l'air ambiant, déjà très-chargé de calorique, ne nous en enlève pas assez, à nous, bien plus susceptibles d'émettre du calorique que d'en absorber.

Le *froid* et le *chaud* ne se bornent pas toujours, sur nos organes, à des sensations agréables et douloureuses. Arrivés à une intensité excessive, tous deux peuvent produire des désorganisations, plus ou moins profondes, telles que la combustion, la congélation, etc.

Une des circonstances qui influent le plus sur la santé de l'homme, c'est l'humidité, surtout celle des pieds. Les neuf-dixièmes de nos maladies ne reconnaissent pour cause que les refroidissements, venus, le plus souvent, de ce que la transpiration des extrémités inférieures s'est suspendue.

L'influence du froid aux pieds et de l'humidité se manifeste par des inflammations aiguës ou locales, et en particulier par des angines, des laryngites, des bronchites, des pneumonies et des pleurésies. De plus, les corps enlèvent, sous forme de calorique latent, une partie de celui qui se produit sans cesse de l'intérieur du corps.

La *sueur* est le produit de la transpiration de la peau lorsqu'il est assez abondant pour se rassembler en gouttelettes à la surface du corps. Dans l'état normal la sueur est ordinairement produite par l'exposition à une forte chaleur, par un exercice violent, par un travail d'esprit excessif; elle se présente alors sous l'aspect d'une humeur aqueuse, sans couleur, d'une odeur plus ou moins forte, d'une saveur salée, qui sort des pores de la peau. La sueur est formée d'acide acétique, d'un peu de matière animale, de chlorhydrate de soude et de potasse, d'un atôme de phosphate terreux et d'oxyde. Les expériences de Lavoisier et de Séguin ont démontré que la quantité de transpiration insensible exhalée en vingt-quatre heures est au plus de deux kilogrammes et demi et au moins de 760 grammes.

Les affections rhumatismales se développent souvent dans cette circonstance, et la goutte même produit parfois ses redoutables accès, lorsque le sujet a vu la transpiration des pieds se supprimer.

DES SEMELLES HYGIÉNIQUES

Nous avons cherché à remédier à cet inconvénient, en composant des *semelles hygiéniques* et *hydrofuges*, qui ont été l'objet, de notre part, d'un *Mémoire à l'Institut de France* (séance du 1er février 1864), et qui nous ont valu une récompense décernée à l'Hôtel-de-Ville à Paris.

Du reste, nous croyons ne pouvoir mieux faire qu'en reproduisant ici le rapport fait par une commission de médecins, chargés de se prononcer sur le mérite de notre invention.

HOTEL-DE-VILLE DE PARIS

SOCIÉTÉ DES SCIENCES INDUSTRIELLES, ARTS ET BELLES LETTRES DE PARIS.

Présidence de M. LE DOCTEUR MARQUIS DU PLANTY, chevalier de la Légion d'honneur.

Vice-Présidences de MM. BOISSONNEAU, oculariste de l'armée, et THOREL SAINT-MARTIN, avocat à la Cour impériale.

Séance du 8 janvier 1864.

RAPPORT

SUR LES SEMELLES HYGIÉNIQUES ET HYDROFUGES EN CRIN,

De M. Lacroix, passage Choiseul, 72.

CO MISSION { Dr B. LUNEL.
Dr MARQUIS DU PLANTY.
LARIVIÈRE, juge au conseil des Prud'hommes.

MESSIEURS,

Quels que soient les motifs qui aient pu donner lieu à l'espèce de défaveur qui semble frapper l'art du cordonnier, son ancienneté seule suffirait pour le rendre recommandable, si la nécessité de garantir les pieds du contact des corps durs, et surtout du froid et de l'humidité, ne devait pas encore ajouter du prix à son indispensable utilité. Du reste, semblable à tous les arts mécaniques, celui dont nous parlons, profitant de l'impulsion qui lui a été donnée par la progression générale des sciences, est arrivé à un état de perfection qu'on était bien loin de soupçonner. Pour nous en convaincre, il suffit de nous rappeler les produits de ce genre qui nous ont été fournis l'année dernière par M. Perrotat ; les uns renferment ce que l'art a pu façonner de plus galant en chaussures de tout genre. Soumis à l'empire de la mode, la coupe des étoffes plus ou moins apparente et légère, les formes plus ou moins élégantes, les ornements de tout genre, les broderies de toute espèce, enfin le luxe ou la simplicité, tout avait été mis à contribution par l'artiste, attentif à suivre l'inconstance ou la variation des goûts.

Il faut donc rejeter bien loin toute espèce de prévention contre un art mécanique de la plus haute utilité, et chacun de nous sait par expérience, qu'un habile ouvrier qui nous chausse convenablement mérite la plus grande estime.

On sait ce que coûtent de souffrances des souliers mal confectionnés, capables non-seulement d'empêcher la station ou la marche, mais même de devenir le point de départ d'affections fort désagréables.

Le grand Frédéric, de Prusse, faisait passer des revues pour les pieds seulement; il y attachait une telle importance, qu'il détermina par une ordonnance la forme des souliers, exigea que les soldats eussent toujours les pieds en bon état; il attacha même à chacun de ses régiments un *chirurgien spécial*, chargé de veiller à ce que les hommes qui le composaient n'eussent jamais de callosités ou durillons. Frédéric était donc grand à plus d'un titre.

De nos jours, Messieurs, qu'il ne reste guère à faire pour la confection des bonnes chaussures, les recherches se sont tournées du côté de l'hygiène, et l'on a vu surgir diverses inventions dans le but de préserver les extrémités inférieures de l'humidité.

Nul n'ignore, en effet, les graves inconvénients que peuvent engendrer le froid et l'humidité des pieds, et les désordres qui en résultent pour la santé. Combien de maladies sérieuses, de bronchites, de rhumatismes, etc., ne reconnaissent pas d'autres causes?

Les travaux des physiologistes modernes ont démontré l'analogie qui existe entre la transpiration pulmonaire et la transpiration cutanée. Toutes deux sont de simples exhalations artérielles, et la muqueuse qui tapisse les voies aériennes, n'est autre chose que la peau qui s'est prolongée dans ces organes en même temps que dans le tube digestif.

Ces deux sécrétions se remplacent mutuellement; l'augmentation de l'une entraîne assez fréquemment la diminution de l'autre. De là les affections inflammatoires ou simplement fluxionnaires dont la poitrine est le siége quand la peau est imprudemment refroidie, surtout par l'humidité des pieds,

M. Lacroix, Messieurs, en imaginant des semelles hydrofuges et hygiéniques, a donc rendu un service que nous ferons bientôt apprécier. Faisons connaître d'abord les procédés usités pour contrebalancer les effets de l'humidité.

Pour rendre les semelles et les chaussures imperméables à l'eau, on emploie trois procédés :

1° On mélange et on fait bouillir dans un pot de terre 125 grammes de cire jaune, même quantité de suif de mouton, 5 grammes résine et un demi-litre huile d'œillette. Quand ce mélange est encore tiède, on en étend au moyen d'une brosse ou d'un pinceau, ou simplement avec un tampon de linge, une couche assez épaisse sur les chaussures qui doivent être parfaitement sèches au moment de l'opération.

2° On mélange et on fait fondre ensemble en remuant le mélange, 250 grammes de suif de bœuf en branche, 60 grammes de graisse de porc et 30 grammes de chacune des substances suivantes : huile de térébenthine, cire jaune, huile d'olives. On emploie cette composition de la même manière que la précédente. On l'étend sur les chaussures qu'on aura d'abord exposées un moment et de loin à un feu clair, et l'on en frictionne assez fortement le cuir pour que la graisse, en le pénétrant, le rende tout à la fois imperméable et souple.

3° Le procédé suivant peut s'appliquer à toute espèce de chaussures, grossières ou fines, aussi bien aux chaussures d'hommes qu'à celles de femmes et d'enfants.

On fait fondre dans un pot de terre vernissée, placé près du feu, une certaine quantité de bon goudron, en y ajoutant un peu de gomme élastique coupée en lames minces et préalablement ramollie, au-dessus de la vapeur d'eau chaude. On remue le mélange avec une cuiller de bois, et, quand la gomme est parfaitement dissoute, on applique, au moyen d'un pinceau, une couche de ce mélange, encore chaud sur la première semelle de la chaussure qu'on tient près du feu. On enduit d'abord la couture, en ayant soin de laisser le long du bord un petit espace non recouvert ; ensuite on enduit toute la surface, et on renouvelle cette opération jusqu'à ce que la couche ait à peu près l'épaisseur de deux cartes à jouer. Il ne reste plus ensuite qu'à laisser sécher la chaussure.

Le procédé employé par M. Lacroix, pour rendre les semelles hydrofuges et imperméables, mérite de fixer l'attention au plus haut point. Comme il est breveté dans plus de deux contrées, nous pouvons le décrire en quelques mots.

D'abord un produit spécial imperméable, dans lequel entre une pâte collodionée et carbonifère, prépare les différentes parties qui composent les semelles ; puis, les semelles sont recouvertes d'une couche assez épaisse de crin pour préserver les extrémités inférieures de toute espèce d'humidité. On sait que le crin est ce poil rude, long et flexible, d'une substance analogue à celle de la corne et des ongles, qui forme la crinière du cheval, et qui se trouve à la queue de cet animal et de quelques autres solipèdes. C'est du crin *crêpi*, c'est-à-dire d'abord filé et tordu comme une corde, et qu'on fait ensuite bouillir pour la friser, que M. Lacroix recouvre les semelles destinées à préserver les pieds de toute humidité.

Le moyen est rationel, car le crin est la substance imperméable et hydrofuge par excellence. Déjà l'importance de semelles de ce genre était comprise, car nous savons que beaucoup de personnes ont l'excellente habitude de placer pendant l'hiver, une semelle de liége dans leur chaussure, afin de se préserver de l'humidité. Mais ici, une précaution était indispensable : c'était celle de retirer chaque soir ces chaussures, ou plutôt ces semelles, afin de les faire sécher, car elles conservaient l'humidité de la transpiration ou du sol.

Rien de semblable avec le crin, véritable substance cornée, composée de fer, d'oxyde de manganèse, de phosphate et de carbonate de chaux, de silice, de soufre, etc.

Les semelles de M. Lacroix prennent la forme exacte de l'intérieur de toute chaussure, et les préservent sûrement des dangers de l'humidité. Sans doute, il ne manque pas de préparations de vernis, etc., destinées à rendre plus ou moins imperméables les chaussures; mais d'une part la semelle est dépourvue de moyen préservateur à cet égard, et, de l'autre, les chaussures dont le cuir serait complétement imperméable présenteraient des dangers réels en s'opposant à la transpiration si précieuse des extrémités.

L'invention brevetée de M. Lacroix se distingue donc de tout ce qui existe, car aux avantages d'imperméabilité se joint encore celui de la conservation et de la désinfection de la sueur des pieds, puisqu'une assez forte proportion de charbon végétal porphyrisé entre dans la préparation de son colhydrofuge.

Voilà ce que nous appelons une invention basée sur la science et réellement hygiénique.

D'après ces considérations, nous avons l'honneur, Messieurs, de vous demander une récompense digne du mérite de l'invention de M. Lacroix.

Récompense : Médaille d'argent.

Le rapporteur, Docteur B. Lunel, membre de l'Académie impériale des Sciences de Caen, etc.

C'est parce que nous croyons fermement qu'on peut triompher des causes de l'humidité pour les pieds, que nous avons inventé nos semelles hydrofuges et imperméables. Aussi, termineronsnous notre livre par les *conclusions du Mémoire* que nous avons adressé à l'Académie des Sciences, et sur lequel les docteurs Andral, Claude Bernard et Jules Cloquet, sont chargés de se prononcer.

On peut tirer de ce qui précède les conclusions suivantes :

1° L'air humide exerce une influence considérable sur les divers appareils organiques ;

2° Cette influence offre de grandes différences selon que la température humide est chaude ou froide ;

3° de toutes les qualités de l'atmosphère, celle qui est chargée d'humidité est la plus débilitante pour l'homme ;

4° Les fonctions des organes dépourvus d'énergie s'exécutent avec peine lorsque l'air est chargé, en excès, de molécules aqueuses ;

5° L'action des fonctions digestives partage l'atonie générale dans une température saturée d'humidité ;

6° C'est principalement sur le système musculaire que l'action débilitante de l'air humide se fait sentir ;

7° Si l'action de l'air humide est nuisible aux constitutions faibles, aux individus lymphatiques, elle est parfois utile aux sujets dont la fibre est sèche et dure, et la sensibilité exaltée ;

8° L'action de l'humidité froide exerce une influence toujours pernicieuse sur l'organisme ;

9° La caloricité est due aux phénomènes chimiques déterminés dans l'économie par l'oxygène qu'y entraînent les fonctions respiratoires et articulatoires ;

10° Toutes les fois qu'une partie de nos organes est en contact avec un corps d'une température inférieure à la leur, il y a sensation de froid pour ces organes ;

11° Le contraire a lieu si nos organes touchent des corps dont la température lui est supérieure ;

12° La calorification a pour but d'élever la température animale au degré nécessaire à l'exercice de toutes les fonctions ;

13° L'importance de la chaleur des extrémités est incontestable pour le maintien de la santé ;

14° Les physiologistes modernes ayant démontré l'analogie qui existe entre la transpiration pulmonaire et la transpiration cutanée, et la balance entre ces deux exhalations, il importe d'éviter la diminution de l'une, qui entraînerait infailliblement l'augmentation de l'autre.

Le moyen le plus rationel de garantir les extrémités inférieures du froid et de l'humidité, est l'usage de semelles imperméables et hydrofuges. Le crin seul paraît atteindre ce résultat hygiénique.

FIN

TABLE DES MATIÈRES

QUATRIÈME CLASSE.

CINQUIÈME CLASSE.

SIXIÈME CLASSE.

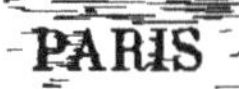

PARIS

IMPRIMERIE BALITOUT, QUESTROY ET Ce

3, rue Neuve-des-Bons-Enfants

www.ingramcontent.com/pod-product-compliance
Ingram Content Group UK Ltd.
Pitfield, Milton Keynes, MK11 3LW, UK
UKHW012254240726
13966UKWH00004B/1409